BEI GRIN MACHT SICH IHR WISSEN BEZAHLT

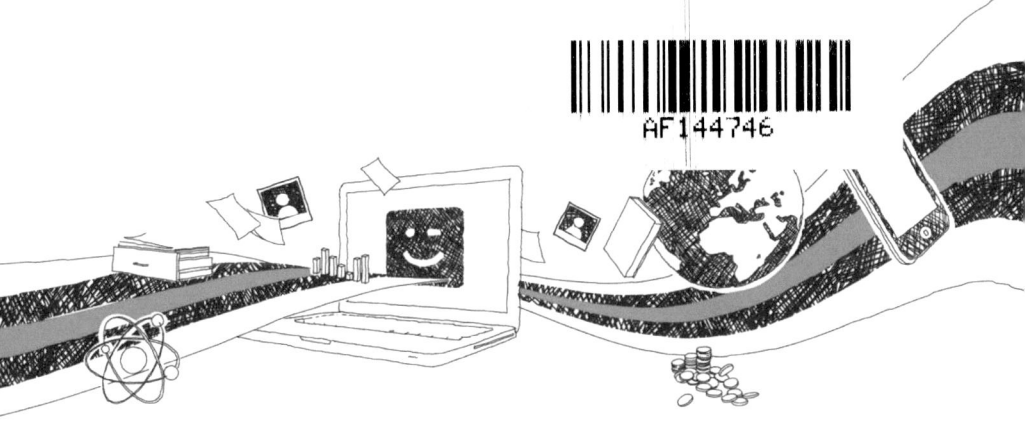

AF144746

- Wir veröffentlichen Ihre Hausarbeit, Bachelor- und Masterarbeit

- Ihr eigenes eBook und Buch - weltweit in allen wichtigen Shops

- Verdienen Sie an jedem Verkauf

Jetzt bei www.GRIN.com hochladen und kostenlos publizieren

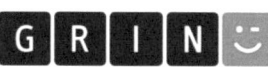

Konzepte und Strategien der individuellen Gesundheitsförderung

F. Krosinter

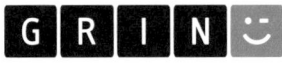

Bibliografische Information der Deutschen Nationalbibliothek:

Die Deutsche Nationalbibliothek verzeichnet diese Publikation in der Deutschen Nationalbibliografie; detaillierte bibliografische Daten sind im Internet über http://dnb.d-nb.de abrufbar.

ISBN: 9783346996305
Dieses Buch ist auch als E-Book erhältlich.

Druck und Bindung: Books on Demand GmbH, Norderstedt Germany
Gedruckt auf säurefreiem Papier aus verantwortungsvollen Quellen

Das vorliegende Werk wurde sorgfältig erarbeitet. Dennoch übernehmen Autoren und Verlag für die Richtigkeit von Angaben, Hinweisen, Links und Ratschlägen sowie eventuelle Druckfehler keine Haftung.

Das Buch bei GRIN: https://www.grin.com/document/1438204

Deutsche Hochschule für
Prävention und Gesundheitsmanagement
Hermann-Neuberger-Sportschule 3
66123 Saarbrücken

Hausarbeit

Studiengang	**Gesundheitsmanagement**
Studienmodul	**Konzepte & Strategien der individuellen Gesundheits-förderung**
Datum Präsenzphase (siehe Ergebnisdokumentation)	**17.04.2023 - 19.04.2023**

Inhaltsverzeichnis

1 Grundlegende Informationen zur Präventionsmaßnahme

1.1 Bezeichnung des Kursangebotes, Handlungsfeld und Präventionsprinzip

Tabelle 1: Name des Kursprogramms, Handlungsfeld, Präventionsprinzip

Name des Kursprogramms	Sitzen – die neue Trendsportart
Handlungsfeld (gemäß Leitfaden Prävention)	Bewegungsgewohnheiten
Präventionsprinzip (gemäß Leitfaden Prävention)	Vorbeugung und Reduzierung spezieller gesundheitlicher Risiken durch geeignete verhaltens- und gesundheitsorientierte Bewegeungsprogramme

1.2 Bedarf

Im März 2021 erfolgte die Gesundheitsberichtsertattung des Bundes, getragen vom Robert-Koch-Institut und Destatis, über die Prävalenz von Rücken- und Nackenschmerzen in Deutschland. In der Studie ist erkenntlich, dass Rücken- und Nackenschmerzen ein weitverbreitetes Problem in der Bevölkerung sind. Damit einhergehend wird die Lebensqualität bei den Betroffenen deutlich gemindert. 61,3 % der 5009 Studienteilnehmer berichteten, in den letzten 12 Monaten von Rückenschmerzen geplagt worden zu sein. Ganze 15,5 % berichteten sogar von chronischen Rückenschmerzen. Dabei fällt auf, dass Frauen häufiger betroffen sind als Männer. Etwa 50 % der Befragten stuften die Schmerzen als mäßig stark ein; ältere Teilnehmer klagten über mehr Schmerzattacken je Monat als jüngere. Dabei existieren verschiedene Ursachen für Rückenschmerzen. Die häufigsten Auslöser finden sich dabei in Fehlbelastungen, Schädigungen oder Erkrankungen, welche die Muskeln, Knochen, Gelenke, Bindegewebe und Nerven betreffen, wieder. (Möllerke & Krönke, 2021) Die Begleiterscheinungen sowie die Ursache der Rückenschmerzen resultieren meist aus allgemeinen Bewegungsmangel, zu wenig Sport bzw. rückenkräftigende Maßnahmen und zu langem sitzen. (Park, et al., 2018) Dem zur Folge gehören Rückenschmerzen zu den bevölkerungsbezogenen Beeinträchtigungen unserer Gesellschaft und damit einhergehend auch zu der häufigsten Ursache für die Inanspruch-

nahme unseres Gesundheitssystems. „Daten der AOK zeigen, dass 2017 Rückenschmerzen (Internationale statistische Klassifikation der Krankheiten und verwandter Gesund-
heitsprobleme, 10. Revision (ICD-10): M54) unter den erwerbstätigen Versicherten mit
6,1 % der Arbeitsunfähigkeitsfälle sowie 6,1 % der Arbeitsunfähigkeitstage die zweit-
häufigste Ursache für Krankmeldungen waren. (Möllerke & Krönke, 2021)

1.3 Wirksamkeit

Tabelle 2: Wirksamkeit

Vollständiger bibliografischer Nachweis (wie im Literaturverzeichnis nach DGPs Standard)	Waongenngarm, P., Van der Beek, A. J., Akkarakittichoke, N., & Janwantanakul, P. (1. Mai 2021). Effects of an active break and postural shift intervention on preventing neck and low-back pain among high-risk office workers: a 3-arm cluster-randomized controlled trial. Von Pubmed.gov: https://pubmed.ncbi.nlm.nih.gov/33906239/
Darstellung der zentralen Ergebnisse	In dieser Studie wurden die Auswirkungen der Förderung aktiver Pausen und Haltungswechsel auf das erneute Auftreten von Nacken- und Kreuzschmerzen während einer 6-monatigen Nachbeobachtungszeit bei Büroangestellten mit hohem Risiko untersucht. Die Teilnehmer wurden aus sechs Unternehmen in Bangkok, rekrutiert (N=193) und auf Clusterebene nach dem Zufallsprinzip in die Gruppen "Aktive Pause" (N=47), "Haltungswechsel" (N=46) und "Kontrolle" (N=100) eingeteilt. Die Teilnehmer der Interventionsgruppen erhielten ein speziell entwickeltes Gerät, das ihnen aktive Pausen und Haltungswechsel während der Arbeit ermöglichen sollte. Die Teilnehmer der Kontrollgruppe erhielten ein Placebo-Sitzkissen. Das erneute Auftreten von Nackenschmerzen während der 6-monatigen Nachbeobachtung trat bei 17 %, 17 % bzw. 44 % der Teilnehmer in den Gruppen

	"Aktive Pause", "Haltungsänderung" bzw. "Kontrolle" auf. Für neu auftretende Kreuzschmerzen betrugen diese Prozentsätze 9 %, 7 % bzw. 33 %. Die Gefährdungsquoten (HR) nach Bereinigung um biopsychosoziale Faktoren deuteten auf eine schützende Wirkung der aktiven Pause und der Haltungsänderung für Rückenschmerzen 0,20-0,98 für die aktive Pause und 0,18-0,94 für die Haltungsänderung und Kreuzschmerzen 0,12-0,98 für die aktive Pause und 0,06-0,66 für die Haltungsänderung hin. Die Maßnahmen zur Erhöhung der aktiven Pausen oder der Haltungswechsel verringerten das Neuauftreten von Nacken- und Kreuzschmerzen bei Büroangestellten mit hohem Risiko.
Erläuterung der Bedeutung der Handlungsempfehlungen für die geplante Präventionsmaßnahme	Bewegung im Alltag vor allem während einer Bürotätigkeit kommt oft zu kurz. Daher sind bewegte Pausen sehr wichtig und haben nachweislich die Eigenschaft Rücken- und Nackenschmerzen vorzubeugen. Diese sollten vermehrt in stressigen Büroalltagen von vielsitzenden Personen genutzt werden. Daher eignen sie sich sehr gut für Prävention von Rückenschmerzen.

1.4 Zielgruppe

Tabelle 3: Zielgruppe

Geschlecht	weiblich / männlich / divers
Alter/ Altersspanne	>40 Jahre
Gesundheitsrisiken/-belastungen	Normaler BMI, keine bis wenig Bewegung im Alltag, gelegentliche Rückenschmerzen und Verspannungen im Nackenbereich aber nicht chronisch, keine Vorerkrankungen, keine ausgewogene Ernährung auf Grund von einem stressigen Alltag, Raucher/Nichtraucher, Alkoholkonsum selten
Kontraindikationen	- Starke Schmerzen im Rücken- und Nackenbereich - akuter Bandscheibenvorfall

1.5 Ziele der Maßnahmen

Das erste zu definierende Ziel ist die Stärkung der physischen Gesundheitsressourcen. Dabei wird auf gesundheitsorientierte Ausdauer-, Kraft – und Beweglichkeitsübungen abgezielt. Es ist dabei von enormer Bedeutung, zielgerichtet seine Übung zu definieren. Man sollte dabei als aller Erstes sein Ausgangsniveau bestimmen, um sich ein Bild über sich selber zu machen. Es ist wichtig zu wissen, wie die eigenen vorhandenen Fähigkeiten sind, um selbst eine Veränderung zu schaffen. Ein weiterer Punkt ist die Einschätzung des eigenen Gesundheitszustandes. Dies wäre durch die Durchführung eines Fitnesstests unter Anleitung zu erreichen. Ein Beispiel wäre eine sportinternistische Vorsorgeuntersuchung. Dabei wird die Belastbarkeit des Herz-Kreislaufsystems ermittelt und danach wird durch ein Beratungsgespräch eine persönliche Trainingsempfehlung ausgesprochen. (Scharhag, 2021) Durch diesen Test wurde die individuelle Belastbarkeit ermittelt und eine Über- oder Unterbeanspruchung kann somit ausgeschlossen werden. Nach dieser Vorbereitungsphase kann dann mit der Ausübung der Übungen begonnen werden. Es ist dann von starker Relevanz zu wissen, wie die Übungen ausgeführt werden müssen, um so Fehlbewegungen und eventuelle Folgeschäden zu vermeiden. Des Weiteren ist die Belastungsdosierung wichtig, um so eine Effektivität zu gewährleisten.

Mit der Stärkung der physischen Gesundheitsressorucen ist die Stärkung der psychosozialen Ressourcen verknüpft. Dies wäre in diesem Fall das zweite zu definierende Ziel: „Stärkung psychosozialer Gesundheitsressourcen". Unter psychoszialen Gesundheitsressorucen versteht man beispielsweise soziale Unterstützung, Selbstbewusstsein, Motivation oder Stimmung. Wenn man den einen Bereich stärkt, wird zwangsläufig auch der andere Bereich gestärkt. Durch die Durchführung der Übung geht eine Gewichtsreduktion und Stärkung der Muskulatur einher. Dadurch werden mit einer hohen Sicherheit vorhandene Rücken- und Nackenschmerzen zurückgehen. An diesem Beispiel ist dann die Verknüpfung der physischen Gesundheitsressourcen und psychosozialen Gesundheitsressorucen erkenntlich. Ein Mensch, der durch die Ausführung von Fitnessübungen seine Muskulatur stärkt und Gewicht reduziert, stärkt somit seine physischen Gesundheitsressorucen. Dadurch wiederum wird dieser dann motivierter und selbstsicherer im Alltag, was wiederum eine Stärkung der psychosozialen Gesundheitsressorucen mit sich bringt.

Das letzte zu definierende Ziel sollte die Veränderung des Bewegungsverhaltens im Alltag sein und damit einhergehend die Steigerung der körperlichen Aktivität. Menschen, die Alltag viel sitzen (beispielsweise durch die Ausübung eines Bürojobs) leiden häufig an den Folgen von Rücken- und Nackenschmerzen. Ein Grund dafür ist natürlich die geringe körperliche Aktivität. Durch mehr Bewegung im Alltag kann dieses Problem gelöst. Beispielsweise könnte man durch gezielte Dehnübungen und einem kleinen Spaziergang in der Mittagspause Abhilfe schaffen. Ein Fitnessgerät zum Schritte zählen sollte dabei natürlich nicht fehlen. Durch eine gezielte Auswahl an zu absolvierenden Schritten am Tag würde man dazu insgeheim gezwungen werden, dieses Ziel zu erreichen. Damit einhergehend würde sich natürlich auch die Motivation erhöhen, sollte man dieses Ziel erreichen. Gegebenenfalls würde dieser Schrittzähler auch dazu führen, dass bei noch nicht erreichen des Ziels eine Animation zum Spazieren gehen entsteht. (Töpfer, 2011)

2 Inhaltlich-organisatorische Grobplanung des Kursprogramm

Tabelle 4: Grobplanung des Kursprogrammes

	Der Inhalt der Kurse besteht im Grunde nach aus Übungen, Themen und Aufgaben, die zur Förderung der physischen Gesundheitsressorucen, psychosozialen Gesundheitsressorucen und Veränderung des Bewegungsverhaltens bzw. der Steigerung der körperlichen Aktivität dienen. Das Kursprogramm beinhaltet 8 Kurseinheiten innerhalb von 8 Wochen. Es wird bei jedem Teilnehmer darauf geachtet, dass eine optimale Beanspruchung der Muskulatur, Sehen, Gelenke und Bänder erreicht wird und eine korrekte Ausführung der Übungen vorhanden ist. Fehlbelastungen sowie Über- oder Unterbeanspruchung soll somit vermieden werden. Jede Einheit soll mit viel Motivation, Interesse am eigenen Körper und Stärkung des Gesundheitszustandes verbunden sein. Dies wird erreicht, indem bei jeder Einheit Musik als Energizer, Spiele zur Erhöhung des Spaßfaktors und zu Beginn ein Stehkreis zum Austausch der eigenen Erfahrungen, Gedanken und Gefühle durchgeführt wird. Hauptaugenmerk wird auf einer der bevölkerungsreichsten Gesund-
Kursinhalte (bitte Begründung im Fließtext im Anschluss an die Tabelle nicht vergessen!)	

	heitsbeeinträchtigungen (Sitzen) gelegt. Die Kursteilnehmer sollen lernen, wie man beispielsweise durch gezielte Übungen und kleine Tricks den Alltag bis zum Lebensende ohne Rücken- und Nackenschmerzen bewältigen kann. Es wird während der Kurseinheiten auch zu stehenden Momenten kommen, um so die Alltagssituation besser verdeutlichen zu können. Es wird veranschaulicht dargestellt, dass man im Alltag nicht nur im Sitzen arbeiten muss, sondern auch beispielsweise durch höhenverstellbare Schreibtische eine stehende Funktion ausüben kann.
Kurseinheiten (Dauer in min.)	60 Minuten
Zeitaufteilung Theorie/Praxis (in min.)	15 Minuten Theorie (5 min. Einstieg / 10 min. Information) / 45 Minuten Praxis
Teilnehmerzahl (min. / max)	Mindestens 5 / Maximal 10
Benötigte Ressourcen	Raum oder kleiner Abschnitt einer Sporthalle für 5 bis maximal 10 Personen, Stühle, Matten, Handbälle, Gymnastikbälle, Musikbox, Papier, Kugelschreiber, Beamer, Laptop, Kurz-und Langhanteln, Terra-Bänder
Benötigte Qualifikation Kursleiter	Staatlich anerkannter Abschluss mit folgenden Kompetenzanforderungen : Allgemeine evaluationsspezifische Kompetenz: theoretische und methodologische Grundlagen der Evaluation, Planung und Durchführung von Evaluation, professionelle Standards Methodische Kompetenz: Methodologie und Methoden der empirischen Sozialforschung, Methoden des Projektmanagements Sozial-und Selbstkompetenzen: interpersonelle und kommunikative Kompetenzen, persönliche Eigenschaften

Die Kursinhalte beziehen sich auf die genannten gesundheitlichen Probleme, die sich aus zu wenig Bewegung sowie zu vielen sitzenden Tätigkeiten ergeben. (Krug, et al., 2013) Es wurde gezielt darauf geachtet, dass alle Übungen den Rücken-und Nackenschmerzen entgegenwirken, um so den hohen Stellenwert dieses Problems in der Gesellschaft zu mindern. Des Weiteren soll bei den Kursteilnehmern mehr Bewusstsein für dieses Problem geschaffen werden. Durch die ausgewählten Kursinhalte wird die Muskulatur insbesondere die im Rücken- und Nackenbereichen gestärkt, die Beweglichkeit durch zutreffende Dehnübungen erhöht und somit der Problematik entgegengewirkt. Durch die Anzahl der Teilnehmer entsteht außerdem eine Gruppendynamik. Niemand ist mit seinem Problem allein. Die Menschen haben die Möglichkeit, sich auszutauschen und gegenseitig zu helfen. Es entstehen eventuell neue Freundschaften, die auch nach dem Kurs weiterhin bestehen bleiben. Diese haben dann das gemeinsame Ziel: „Fit ohne Rückenschmerzen durch den Alltag". Durch die Gruppen wird auch das soziale Extrem gefördert und die Motivation steigt. Durch den Bezug zum Alltag wird immer wieder veranschaulicht, wie sehr das Sitzen einen doch beansprucht. Nur so kann den Kursteilnehmer vermittelt werden, wie wichtig diese Übungen sind, sodass dieser Problematik vorgebeugt werden kann.

3 Inhaltlicher Ablauf des Kursprogramms

Tabelle 5: Detailplanung des Kursprogrammes

Kurseinheit (1 bis 8)	Hauptthema der Kurseinheit	Lernziele (je KE 2 Lernziele)	Lerninhalte
KE1	Organisation und Kennenlernen Ziele und Inhalte des Kursprogramms	1. Individuelle Ziele herausarbeiten 2. Die Gruppe und Themen kennenlernen	1. Über einen Beamer und Laptop in die Thematik einführen und individuelle Ziele herausarbeiten 2. Spielende Vorstellungsrunde im Stehen, die Teilnehmer werfen sich einen Handball zu und wer diesen fängt stelt sich vor
KE2	Bewegungsmangel als Gesundheitsrisiko – Schutzfaktor Krafttraining	1. Teilnehmer sollen verstehen wie wichtig Bewegung im Alltag ist 2. Die Gruppe soll die Wichtigkeit von Krafttraining zur Stärkung der Rückenmuskulatur verstehen	1. Empirische Datenauswertung aktueller Studien und Diskussion zur Thematik „Bewegung im Alltag" 2. Kleines Warm Up zur Lockerung der Muskulatur, 5 verschiedene Übungen für die Rückenmuskulatur
KE3	Belastungsdosierung im gesundheitsorientierten Krafttraining	1. Die Teilnehmer sollen ihr individuelles Belastungsgefüge erstellen 2. Erkennen und verstehen des individuellen Belastungsgefüge und Kraftprotokoll anfertigen	1. Optimalen Trainingsreiz mit den Hanteln setzen 2. Gewicht und Wiederholungsanzahl dokumentieren, Steigerungen berücksichtigen
KE4	Trainingsform im gesundheitsorientieren Krafttraining	1. Die Gruppe lernt Trainingsformen im gesundheitsorientierten Krafttraining kennen 2. motorische Kraftfähigkeiten verbessern	1. Hanteltraining, mittleres Bewegungstempo, langsam und ohne Unterbrechung, 40-60% der jeweiligen maximalen Übungsbelastung aus KE3 2. Balance-Spiel mit dem Gymnastikball

10/14

KE	Thema	Lernziele	Inhalte/Methoden
KE5	Krafttraining und belastbarkeit im Alltag und Beruf	1. Krafttraining soll im Alltag integriert werden um die Bewegung zu fördern 2. Die Teilnehmer sollen erkennen wie sie gezielt die Rückenmuskulatur stärken können	1. Übungen mit den Terra-Bändern, sodass die Teilnehmer diese im Alltag ausführen können 2. Übung Hip-Thrust darstellen und ausführen, mit dem Blick nach oben auf die Matte legen, Beine anwinkeln, Po anspannen beim Anheben, Becken weit zur Decke schieben
KE6	Krafttraining und Rückengesundheit	1. Die Gruppe soll die gesundheitsschädigende Aspekte des langen Sitzens erkennen und nennen 2. Ausarbeitung von Rücken stärkenden Übungen	1. 10 Minütige Recherche zur Thematik mit anschließender Gruppendiskussion 2. Wiederholung der Übungen aus KE2 mit höherer Belastung, eigenständige Ausführung zur Festigung
KE7	Entwicklung von Handlungsplänen zum dauerhaften aktiv bleiben	1. Ausarbeitung eines individuellen Trainingsplans 2. Die Teilnehmer sollen Ihre tägliche Bewegung dokumentieren	1. Ausarbeitung eines individuellen Trainingsplans anhand der vorher erlentem Übungen 2. Anfertigung eines Bewegungstagebuches zur Dokumenatation
KE8	Ausblick – Möglichkeit des eigenständigen Krafttraining	1. Die Gruppe ist in der Lage eigenständig Übungen auszuführen 2. Klärung offener Fragen	1. Wiederholung der erlernten Übungen, dieses mal müssen die verschiedenen Teilnehmer die Übungen vormachen und erklären, 2. Feedback und Beantwortung offener Fragen

4 Dokumentation und Evaluation des Kursprogramms

Tabelle 6: Evaluation des Kursprogrammes

Übergeordne-tes Kursziel	messbares Interventions-ziel	Zielindikator	Erhebungs-methode	Erhebungs-instrument	Messzeit-punkte (t)
Verbesserung der Kraftleis-tungsfähigkeit	Steigerung der Wiederholun-gen um 7 Wie-derholungen	Bei gleich-bleibenden Gewicht Stei-gerung der Wiederholun-gen	Direkte Beobach-tung und Aktivi-tätsprotokoll	1-RM-Test (Häußer, 2019)	t0= Vor Beginn der ersten KE t1= Nach der letzten KE
Stärkung der psychosozia-len Ressour-cen (Hand-lungs- und Ef-fektwissen, Selbstwirk-samkeit, Ein-stellung zum Körper, soziale Unterstützung und Einbin-dung)	Verbesserung der Gesamtan-zahl des Fra-gebogens um mindestens ei-nen Punkt	Steigerung des positiven Sklaenwertes in der Ge-samtauswer-tung	Standartisierter schriftlicher Befra-gungsbogen	Health-49 (Rabung, Harfst, Koch, & Schulz, 2016)	t0= Vor Beginn der ersten KE t1= Nach der letzten KE
Reduktion des Bewegungs-mangels im Alltag	Erhöhung der körperlichen Aktivität auf 200 min. pro Woche zur Vorbeugung von Rücken-schmerzen	200 min./Wo-che in mode-rater körperli-cher Aktivität (3-6 MET) führt zu ei-nem deutli-chen redu-zierten Risiko für zahlreiche Erkranku-negn	Aktivitästracker	Fragebogen zum körperli-chen Aktivi-tätsverhalten (FKA) (Fuchs et al, 2013)	t0= Vor Beginn der ersten KE t1= Nach der 4. KE t2= Nach der letzten KE

5 Literaturverzeichnis

Häußer, J. (17. Novemeber 2019). *Was ist das Einer-Wiederholungs-Maximum (1RM oder one Repetition Maximum) und wie kann man es messen?* Von www.sportsandmedicine.com: https://sportsandmedicine.com/de/2019/11/einer-wiederholung-maximum-1rm/ abgerufen

Krug, S., Lampert, T., Jordan, S., Mensink, G., Müters, S., & Finger, J. (27. Mai 2013). Körperliche Aktivität. *Bundesgesundheitsblatt*, S. 765-771. Von www.link.springer.com. abgerufen

Möllerke, K., & Krönke, A. (10. März 2021). *www.rki.de.* Von https://www.rki.de/DE/Content/Gesundheitsmonitoring/Gesundheitsberichterstat tung/GBEDownloadsJ/JoHM_S3_2021_Rueckenschmerz_Nackenschmerz.pdf?__blob=publicationFile#:~:text=61%2C3%20%25%20der%20Menschen%20in, ner%20mit%2056%2C4%20%25. abgerufen

Park, S.-M., Kim, H.-J., Jeong, H., Kim, H., Chang, B.-S., Lee, C.-K., & Yeom, J. (17. April 2018). *Longer sitting time and low physical activity are closely associated with chronic low back pain in population over 50 years of age: a cross-sectional study using the sixth Korea National Health and Nutrition Examination Survey.* Von Pubmed.gov: https://pubmed.ncbi.nlm.nih.gov/29678404 abgerufen

Rabung, S., Harfst, T., Koch, U., & Schulz, H. (25. November 2016). *Health-49 - Hamburger Module zu Erfassung allgemeiner Aspekte psychosozialer Gesundheit für die therapeutische Praxis.* Von PsyDix.org: https://psydix.org/psychologische-testverfahren/health-49/ abgerufen

Scharhag, J. (26. Mai 2021). *Sportmedizinische Grundlagen: Sportmedizinische Gesundheitsbeurteilung und Beratung.* Von link.springer.com: https://link.springer.com/referenceworkentry/10.1007/978-3-662-53386-4_22-1 abgerufen

Töpfer, C. (19. August 2011). *Lernbereich Gesundheit & Fitness - Gesundheitsorientierte Ausdauer-, Kraft- und Beweglichkeitsübungen zielgerichtet auswählen und selbstständig durchführen.* Von www.schulportal-thueringen.de: https://www.schulportal-thueringen.de/services/resources/download/public/22954/Handout_GF.pdf abgerufen

Waongenngarm, P., Van der Beek, A. J., Akkarakittichoke, N., & Janwantanakul, P. (1. Mai 2021). *Effects of an active break and postural shift intervention on preventing neck and low-back pain among high-risk office workers: a 3-arm cluster-randomized controlled trial.* Von Pubmed.gov: https://pubmed.ncbi.nlm.nih.gov/33906239/ abgerufen

6 Tabellenverzeichnis

BEI GRIN MACHT SICH IHR WISSEN BEZAHLT

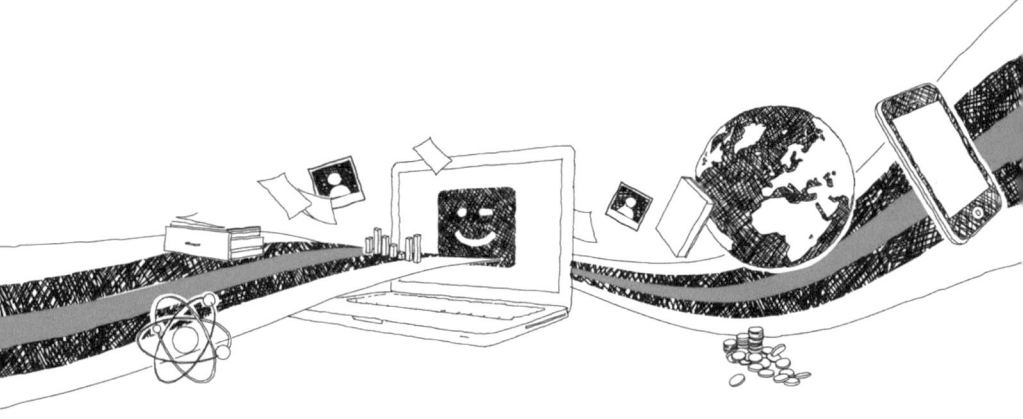

- Wir veröffentlichen Ihre Hausarbeit, Bachelor- und Masterarbeit

- Ihr eigenes eBook und Buch - weltweit in allen wichtigen Shops

- Verdienen Sie an jedem Verkauf

Jetzt bei www.GRIN.com hochladen und kostenlos publizieren

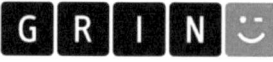